DU TRAITEMENT

DE LA

HERNIE ÉTRANGLÉE

PAR ASPIRATION SOUS-CUTANÉE

PAR

Le Dʳ P. AUTUN,

Ancien Elève lauréat de l'Ecole de Dijon,
Ancien Externe des Hôpitaux de Paris,
Chirurgien aide-major durant la campagne de 1870-1871.

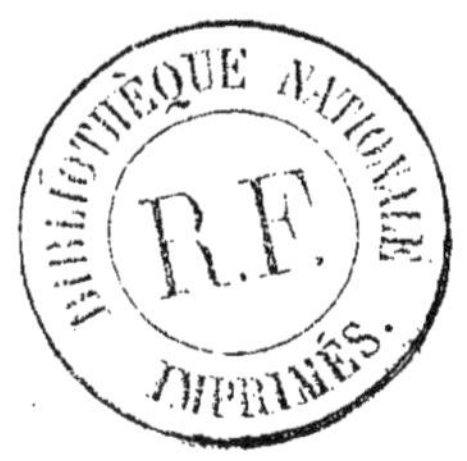

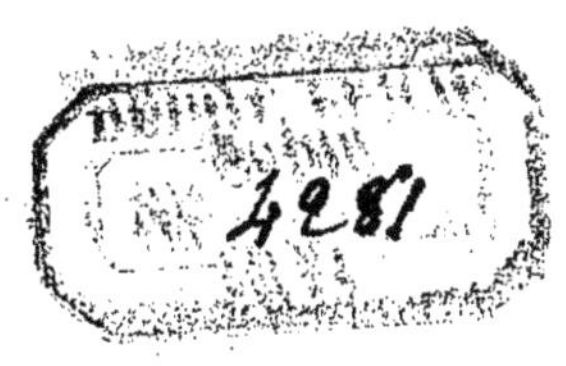

PARIS

VICTOR MASSON ET FILS, LIBRAIRES-ÉDTIEURS
PLACE DE L'ÉCOLE-DE-MÉDECINE

1871

TABLE DES MATIÈRES.

DU TRAITEMENT

DE LA

HERNIE ÉTRANGLÉE

PAR ASPIRATION SOUS-CUTANÉE

PROLÉGOMÈNES

L'aspiration pneumatique, et les différents appareils pour arriver à ce résultat, quels qu'en soient les auteurs, existent depuis fort longtemps, modifiés, inventés, l'honneur en reviendra à qui de droit et les questions de priorité sont trop difficiles à débattre, le terrain est trop glissant pour qu'une discussion sur pareille matière se rencontre en une thèse d'élève. Mais la *méthode de diagnostic et de traitement à l'aide de l'aspiration pneumatique* appartient à M. le Dr Dieulafoy, qui le 2 novembre 1869 présenta à l'Académie de médecine un appareil et un mémoire dans lequel il montrait l'innocuité d'une série de recherches sous-cutanées faites le *vide à la main* à l'aide de *canules-trocarts* d'un volume si exigu, que les organes les plus délicats peuvent être traversés par elles, sans plus de danger que par les aiguilles à acupuncture dont on connaît la parfaite innocuité.

M. le Dr Dieulafoy forçait le liquide ou les gaz rencontrés par la canule-trocart à se précipiter à travers la canule, à l'aide d'une véritable machine pneumatique de petit modèle, construite par MM. Robert et Collin, successeurs de Charrière.

Bientôt et de tous côtés on vit des épauchements articulaires vidés par aspiration pneumatique; des ponctions de la plèvre pour l'évacuation d'un liquide qui paraissait douteux ou peu abondant, la thoracentèse étant réservée pour les cas sans controverse; puis, une ponction aspiratrice appliquée à l'hydrocéphalie; des abcès, des bubons, des amygdalites suppurées, des abcès du pharynx, furent traités par le même procédé.

M. Axenfeld pratiqua l'aspiration chez une femme de son service pour un phlegmon péri-utérin; d'autres médecins l'imitèrent.

La vessie put être vidée dans le cas de rétention d'urine sans le moindre accident.

Enfin, grâce à l'aspiration pneumatique sous-cutanée qui permet d'aller sans aucun danger à la recherche d'une collection liquide, quels qu'en soient le siége et la nature, on vit, par une intervention salutaire, M. le Dr Duplouy, puis M. le professeur Dolbeau, ponctionner l'intestin dans la hernie étranglée et, tous les autres moyens ayant échoué, arriver ainsi à la réduction.

Quels nouveaux aperçus s'offraient ainsi pour arriver à un résultat satisfaisant, dans un état pathologique où l'opération habituelle est difficile et a des suites si souvent funestes!

Présenter les avantages du traitement de la hernie étranglée par aspiration sous-cutanée, et faire voir que la lésion de l'intestin, même dans des cas où la perforation est autrement sérieuse qu'après une ponction avec les trocarts dont se sert M. Dieulafoy, n'entraîne pas de conséquences graves, tel est notre but.

PHYSIOLOGIE PATHOLOGIQUE. — HISTOIRE DE LA PERFORATION ET DE LA PONCTION INTESTINALE.

Est-il possible de perforer l'intestin sans accidents consécutifs ? Oui, grâce à sa structure musculaire sans cesse révélée par les contractions vermiculaires de l'organe. Et une perforation minime quand il est distendu par des liquides ou des gaz intéressera d'autant moins les fibres musculaires que l'instrument perforateur sera plus petit ; le trajet traumatique s'effacera dès lors rapidement, le retour des tuniques intestinales à l'état de flaccidité empêchera tout suintement dangereux de se faire dans le péritoine ; la tendance de la muqueuse à arriver au dehors viendra encore fermer la plaie. Du reste, l'opinion de plusieurs chirurgiens est que, dans une plaie de l'intestin, l'issue des matières intestinales peut n'avoir pas lieu, parce que la lymphe plastique promptement exhalée par les bords de la plaie forme une sorte de vernis qui l'obstrue et l'empêche de leur livrer passage. (Voillemier.)

La ponction de l'intestin en enlevant des gaz lui rend toute sa puissance contractile, lui rend les mouvements péristaltiques, et permet aux fibres musculaires de se resserrer sur elles-mêmes pour faire disparaître les dangers de la perforation. La péritonite est presque le seul accident que l'on ait à redouter de la ponction intestinale, c'est aussi celui qui pourrait faire reculer bon nombre de praticiens devant cette opération.

S'il y avait péritonite après la ponction intestinale, devrait-on l'attribuer à la piqûre du péritoine pariétal ? C'est peu probable, car la paracentèse que l'on pratique dans l'ascite intéresse bien le péritoine pariétal, et cependant cela est bien rare quand la péritonite en est la conséquence ; il ne faudrait donc en accuser que la piqûre intestinale, qui aurait laissé échapper dans la cavité du péritoine les matières contenues dans l'intestin. Alors la péritonite ne serait que trop facilement expliquée ; mais l'épanchement dans le péritoine n'est pas une conséquence de la piqûre intestinale, je le crois et j'en ai dit plus haut les motifs.

Toute la question est là; et si nous pouvons appuyer cette assertion, la ponction de l'intestin pourra dès lors acquérir toute son importance.

Je cite les paroles de M. Jobert, lorsqu'il aborde les plaies de l'intestin par instruments piquants, dans son *Traité des maladies du canal intestinal* : « Lorsque les instruments piquants, sans produire de déchirement, ont pénétré directement dans l'intestin, les bords se rapprochent, et le corps introduit se trouve serré entre eux; aussitôt qu'il est retiré, l'espace disparaît, et la cicatrisation est prompte.« Si comme je l'ai fait, dit toujours M. Jobert, on transperce les intestins des animaux avec une aiguille, voici ce que l'on remarque, à mesure qu'on l'introduit: les fibres s'écartent, la serrent, et à sa sortie, il s'écoule un peu de sang; le rapprochement est prompt et la guérison rapide. »

Combien ces aiguilles ressemblent aux canules-trocarts d'un volume si exigu et sur lesquelles nous appellerons bientôt l'attention quand nous affirmerons l'innocuité de la ponction intestinale. Mais je continue à citer Jobert :

« Il en serait de même pour les instruments plus volumineux, un stylet, une épée et tant qu'il n'y aurait pas grande perte de substance. Ceci explique pourquoi l'acupuncture de l'intestin n'a rien de grave; pourquoi on a conseillé la ponction dans le cas d'étranglement avec amas de gaz dans la cavité de l'iutestin. »

Ces paroles viennent à propos corroborer ce que j'ai avancé et qui fait le sujet du chapitre : on peut perforer l'intestin sans dangers consécutifs.

M. Maisonneuve, dans les quelques notes dont il fait précéder son observation que je citerai bientôt, confirme cette opinion quand il dit que la ponction au moyen d'un trocart ne paraît point susceptible de produire d'accidents.

Je dis qu'on peut perforer l'intestin et voici à ce sujet l'opinion du professeur Gosselin :

« Ne pourrait-on pas dans les cas où le météorisme deviendrait assez considérable pour refouler le diaphragme et amener la suffocation, faire la ponction de l'intestin à travers la paroi abdominale comme cela a été fait dans les cas d'étranglement interne cités par M. Labric? » (Gosselin, *Hernie abd.*, c. II. — Labric, thèse 1852.)

Ailleurs le professeur Gosselin dit encore :

« On pourrait mettre au nombre de ces moyens (moyens actifs ou chirurgicaux) la ponction de l'intestin avec le trocart explorateur, petite opération dont je trouve l'indication dans l'ouvrage de M. Nélaton (*Eléments de pathologie*, tome IV), et qui aurait pour objet de vider l'anse intestinale du liquide et du gaz qu'elle contient et de favoriser ainsi sa réduction. Ce traitement me conviendrait si j'étais sûr qu'elle réusisse et qu'elle n'expose pas à l'épanchement des matières intestinales dans le péritoine à la suite de la réduction.

« Des exemples de ponction de l'intestin dans le traitement de la timpanite, rapportés par M. le Dr Labric, sont même de nature à diminuer les craintes à cet égard ; cependant, la sanction de l'expérience serait nécessaire pour juger de la valeur de cette opération qui est restée inusitée. » (Gosselin, *Leçons sur les hernies abdominales*, 1865. chapitre 2.)

Plus loin, M. Gosselin dit : « Les points de suture sur l'anse réduite ne présentent-ils pas des lésions tout à fait comparables à la piqûre du trocart explorateur? »

M. Broca (thèse, 1853), après avoir parlé d'une série de faits cités par les auteurs où des corps étrangers de toute espèce se sont engagés dans des hernies, arrive particulièrement à cette phrase : « Tout le monde sait combien est capricieuse la marche des corps étrangers. Tantôt ils traversent les tissus en silence, et tantôt ils y font éclater une inflammation ardente ; une épingle s'engage dans l'épaisseur de l'intestin, perfore le sac, perfore la peau, aucun accident ne se produit. » Il serait trop fastidieux de citer toutes les phrases des auteurs qui pensent qu'on peut faire une perforation légère sur l'intestin sans trop de crainte. Je vais montrer les cas où ponctions et blessures faites, la péritonite, toujours redoutée, n'est point venue condamner la pratique audacieuse du maître.

Dans les auteurs et dans la thèse de M. le Dr Labric, nous allons prendre des faits : nous avons dit qu'on pouvait ponctionner l'intestin sans accidents consécutifs, nous allons montrer qu'on l'a fait avec des instruments de toute sorte, bien propres à laisser venir après eux des accidents; et cependant ulcérations et piqûres surtout faites avec le trocart dit explorateur que Levrat fit faire en 1823, déjà pour les ponctions intestinales, ont pu laisser l'intestin sur la voie d'une guérison rapide.

« La guérison spontanée des plaies de l'intestin s'observe surtout dans les plaies étroites dont les symptômes sont parfois si peu prononcés qu'il peuvent faire croire à la pénétration de part en part de de l'abdomen sans lésions de viscère » (Legouest, *Traité clinique*, page 528).

Velpeau, *Médecine opératoire*, 4e volume :

Les plaies, les perforations sans gangrène dans une hernie seront réduites, guériront le plus souvent sans l'intervention d'aucune espèce de suture, la muqueuse se boursouflant, se renversant en dehors, ferme la plaie et s'oppose à tout épanchement de matières. Aux faits qui viennent à l'appui de ces assertions, je puis en ajouter deux qui me sont propres.

« Une femme, âgée de 55 ans, était affectée d'une hernie crurale étranglée depuis quatre jours, lorsqu'on l'apporta dans ma division à l'hôpital de la Pitié en 1833. Je procédai de suite à l'opération qui n'offrit d'abord rien de particulier, une anse d'intestin grêle qui se voyait au fond du sac avec une teinte livide très-suspecte conservant cependant assez de fermeté pour éloigner l'idée de gangrène. Après avoir débridé, j'attirai cette anse au dehors pour mieux l'examiner. Alors nous reconnûmes qu'elle était ulcérée en trois endroits. La pression faisant sortir les matières intestinales par les trois ouvertures, qui étaient renversées en cul-de-poule, distantes de 2 à 3 lignes l'une de l'autre, et situées sur la partie convexe de l'intestin. Un stylet introduit par l'une d'elles entra librement dans le canal intestinal. Après avoir hésité longtemps et remarqué que ces ouvertures avaient sensiblement diminué de diamètre par la déplétion de l'intestin, je me décidai à le repousser dans l'abdomen ; on tint la plaie ouverte et la malade dans une immobilité complète. Mes craintes, je l'avoue, étaient extrêmes, cependant il ne survint aucun accident, et cette femme s'est aussi rapidement, aussi complétement rétablie que s'il s'était agi d'une hernie sans altération de l'intestin. Il ne s'est jamais échappé la moindre parcelle de matières stercorales par la plaie qui était cicatrisée au bout d'un mois.

« Une autre femme, opérée dans le même hôpital au printemps de 1834, m'a fourni la seconde observation. Cette malade, âgée de 47 ans, forte, d'un embonpoint médiocre, d'une santé robuste, portait depuis longtemps une hernie incomplétement réductible. Les symptômes de l'étranglement existaient depuis vingt-quatre heures lorsque je la vis. Ayant renouvelé sans succès le taxis qui avait déjà été tenté sous toutes les formes, je proposai l'opération, qui fut acceptée et pratiquée immédiatement. Avant d'arriver au sac, il fallut écarter ou inciser plusieurs ganglions dégénérés. Une couche graisseuse lardacée se présenta ensuite ; un kyste rempli d'humeur noire vint en troisième lieu, et laissa sous nos yeux une surface légèrement rugueuse, résistante, qui pouvait être le sac épaissi, et que je m'apprêtais à diviser comme par lames, dans la crainte que ce ne fût l'intestin, lorsqu'un mouvement brusque, inattendu de la malade vint en occasionner l'incision complète dans l'étendue de 8 lignes (presque 2 cent.). Des matières muqueuses noirâtres, puis jaunes et spumeuses, s'échappèrent aussitôt par la plaie. La membrane muqueuse mise à nu fut facile à reconnaître ; le doigt porté jusque dans le ventre par le cylindre que je venais d'ouvrir, et toutes les autres circonstances accessoires démontrèrent suffisamment que l'instrument était entré dans l'intestin.

Enhardi par l'observation précédente, qui était encore présente à ma pensée, je me hasardai à réduire immédiatement l'intestin blessé. La plaie avait au moins 8 lignes d'étendue.

La direction était d'ailleurs parallèle à celle de l'intestin dont elle occupait la convexité.

Le repos le plus absolu fut prescrit. Je plaçai une toile enduite de cérat dans l'anneau crural.

La division des parties extérieures fut maintenue ouverte par des boulettes de charpie, et on soutint le reste de l'appareil par un bandage purement contentif, sans compression manifeste. Le cours des matières se rétablit par l'anus le lendemain.

Les vomissements, ainsi que les autres accidents, cessèrent sur-le-champ. Aucun détritus alimentaire n'est sorti par l'aine. La malade est sortie de l'hôpital dans un état de santé parfaite.

Une troisième observation, dit Velpeau, lui fut communiquée par M. Castara, qui trouva six noyaux tranchants dans un intestin étranglé et perforé, qu'il incisa pour en extraire les corps étrangers, et la guérison se fit après réduction simple.

Je pourrais fournir une observation de M. le Dr Resseguet, de Toulouse, qui, dans un cas de tympanite, a trois fois plongé un trocart volumineux dans les intestins, sans aucun accident consécutif.

Tympanite intestinale, suite de constipation ; ponction (extrait des thèses de la Faculté, thèse de M. Maisonneuve, n⁰ 101, 1835).

Un jeune étudiant en médecine, à la suite d'une orgie, fut pris de constipation. Pendant cinq ou six jours, il n'y fit presque aucune attention, mais bientôt se manifestèrent dans le ventre des douleurs vagues, contre lesquelles on employa vainement des sangsues, des cataplasmes, des bains, et des lavements émollients.

Les douleurs augmentèrent rapidement et devinrent très-vives, surtout au niveau de la fosse iliaque droite, dans la région du cæcum ; la médication antiphlogistique fut abandonnée : on administra quelques purgatifs, mais à faibles doses, et toujours sans succès. Cependant les accidents continuaient à marcher, et revêtaient un caractère inquiétant ; l'abdomen était distendu par des gaz ; le diaphragme, refoulé en haut, n'exécutait que difficilement ses fonctions ; le pouls était petit, concentré. Le malade était dans un état d'anxiété extrême. L'huile de croton, le jalap, furent administrés à haute dose par la bouche et par le rectum, sans produire aucun effet purgatif.

Je fis alors remarquer que la distension des intestins par les gaz, en s'opposant à leur contraction, annihilait l'action des médicaments, et je proposai une ponction à l'abdomen. Cette proposition fut d'abord reçue avec quelque répugnance ; mais tous les moyens connus avaient été essayés, le malade était dans un état imminent de suffocation ; on se décida. La ponction fut pratiquée dans le flanc gauche, elle donna issue à une grande quantité de gaz.

Cette évacuation soulagea instantanément le malade, les accidents de suffocation disparurent tout d'un coup ; mais, après deux heures de calme, il se manifesta de violentes coliques, à la suite desquelles eut lieu une abondante évacuation de matières stercorales endurcies. Le malade succomba dans la nuit.

A l'ouverture du corps, on chercha d'abord la trace de la ponction, on la trouva cicatrisée, entourée d'une légère ecchymose ; elle siégeait sur une anse du jéjunum. Tout l'intestin grêle était dilaté sans être aminci ; le cæcum offrait dans son cul-de-sac, adhérent à la fosse iliaque, une large eschare gangréneuse qui commençait à se détacher ; elle comprenait toute l'épaisseur des parois de l'organe, et était limitée par des adhérences assez solides.

Il y avait une péritonite générale, avec peu de sérosité dans le petit bassin ; le point de départ de cette péritonite est cette eschare du cæcum.

Avec M. Maisonneuve nous pouvons dire que la péritonite a été causée par la lésion du gros intestin, et qu'elle n'est point l'effet de la ponction, puisqu'à l'autopsie on a constaté que la plaie résultant de cette ponction était déjà cicatrisée

Mais voici une observation et une opération datant déjà de loin, qui rentrent en plein dans notre sujet de thèse.

Tympanite intestinale guérie par la ponction de l'intestin grêle. (Levrat, extrait des Bulletins de la Société médicale d'émulation ; janvier 1823.)

Levrat parle, dans la première partie de cette observation, des soins préalables donnés à sa malade, et dit que, malgré l'emploi de tous les moyens vantés, la maigreur faisait des progrès et contrastait singulièrement avec l'énormité du ventre, qui offrait des bosselures correspondant aux circonvolutions des intestins ; on entendait distinctement les gaz qui passaient d'une anse intestinale dans une autre ; tout se réunissait pour établir le diagnostic de cette maladie. En conséquence, ayant bien reconnu l'existence d'une tympanite intestinale, je me decidai à percer les parois du ventre et à pénétrer dans l'intestin grêle.

Pour pratiquer cette opération, je fis faire un instrument de la grosseur d'une aiguille de bas, terminé par une pointe en forme de trocart, et recouvert par une canule en argent de 15 lignes de longueur.

Après avoir fait mettre la malade sur son séant, et avoir fixé dans le côté droit, entre le nombril et l'épine antérieure et supérieure de l'os des iles, la portion de l'intestin grêle qui formait la saillie la plus prononcée, je portai en un seul temps sur cette partie mon instrument, comme dans l'opération de la paracentèse. Je retirai l'aiguille et laissai la canule ; au même instant, les gaz contenus dans l'intestin s'échappèrent avec sifflement, et l'odeur qu'ils répandaient confirma de plus en plus l'opinion que je m'étais formée sur le siége et la nature de la maladie. Le ventre s'affaissa subitement. Craignant que cet affaissement ne fût porté trop loin, et ne nuisît au succès que j'attendais de l'opération, je bouchai la canule, et, dans la soirée, je revins tirer encore quelques pintes de gaz : il en sortit fort peu. Le ventre avait repris le volume qu'il a ordinairement à la suite des premières couches.

Le lendemain de l'opération, la malade, qui était fort bien et qui avait passé une bonne nuit, eut envie d'aller à la garde-robe et rendit, à mon grand étonnement (attendu les lavements et les potions laxatives que je lui avais prescrites), beaucoup de matières fécales de forme globuleuse. Pendant trois ou quatre jours, elle a continué à pousser de temps en temps des selles de cette nature.

L'appétit s'est fait sentir, toutes les fonctions se sont rétablies. La plaie de l'intestin, abandonnée aux seules ressources de la nature, s'est cicatrisée, et Mme Lépin, vingt jours après l'opération, vaquait à ses affaires.

Nous concluons de cette observation que l'opération de la ponction intestinale a amené pour la malade un prompt soulagement, et de plus a rétabli le mouvement péristaltique de l'intestin, détruit par la distension.

Elle n'a été suivie d'aucun symptôme de péritonite.

Il existe dans les *Archives générales*, 1851, 4ᵉ série, t. XXVI, une observation qui a encore trait à la pratique de Velpeau. Cette observation, présentée par M. Piachaud, donne encore, et d'une façon très-explicite, l'histoire de la réduction immédiate dans un cas de hernie étranglée avec perforation de l'intestin, comme n'ayant été suivie d'aucun accident.

Dans la thèse du D' Labric, déjà citée, se trouve une observation dont le titre seul va nous donner encore une preuve de la bénignité d'une ponction intestinale, faite avec le trocart de Levrat ; voici ce titre :

Accumulations de matières fécales dans l'intestin d'un enfant de 5 ans, tympanite intestinale, ponction multipliée, point de péritonite.—Mort.—Service de M. Blache, hôpital des Enfants-Malades ; communiquée.

Eh bien, je ne citerai de cette longue observation que quelques lignes sur l'examen cadavérique. « On ne trouve dans la cavité du péritoine aucune trace d'inflammation, et l'on ne peut retrouver sur l'intestin les piqûres résultant des différentes ponctions que l'on a pratiquées. »

Voilà ce que trouve à l'autopsie M. Labric ; du reste, sa thèse entière est dans ce but : démontrer l'innocuité de la ponction intestinale dans la tympanite ; il n'avait pas entrevu son usage dans la hernie étranglée, ni deviné l'aspiration pneumatique sous-cutanée, et cependant il pressentait tous les avantages de la ponction même, telle qu'elle était faite alors, et disait : «La ponction de l'intestin a bien comme résultat immédiat l'évacuation des gaz contenus dans le tube digestif, et, par suite, l'affaissement du ventre, la cessation des troubles qui résultaient de la distension extrême de l'abdomen, en un mot, le soulagement du malade. Mais ce n'est point à ce seul résultat que l'on arrive en pratiquant cette opération ; on peut encore obtenir la contraction intestinale. En effet, la distension extrême par 'accumulation des gaz devient pour lui une cause d'im-

puissance ; il ne peut réagir avec énergie sous l'influence des médicaments, et par conséquent ne peut chasser les gaz qui le distendent :
on rendra à cet intestin toute sa puissance contractile, en enlevant
une partie de ces gaz. » (Labric, thèse pour doctorat, 1852.)

Ces observations de toute sorte viennent trouver un encourage-
ment dans les paroles de M. Broca (th. 1853, p. 157) : « Si la perforation est très-petite, l'expérience a démontré que la réduction pouvait être effectuée comme si l'intestin était sain, sans que pour cela
les matières s'épanchent dans le ventre. »

Toutefois, je dois dire que, dans les Bulletins de la Société de chirurgie, j'ai trouvé des observations de M. Bouchut, de M. Verneuil,
de M. Gosselin, de M. Huguier, qui sont peu faites pour engager à
la réduction d'un intertin perforé.

M. Giraldès, après l'énumération de ces cas d'insuccès, vient
cependant citer encore un cas de guérison consigné dans ce même
ouvrage.

Je cite les paroles de M. Labric, dans sa thèse, pages 16 et 17 :
« Pour pratiquer la ponction intestinale, on a proposé successivement l'aiguille et le trocart, et Mérat (article Météorisme), cite Am-
broise Paré, Pierre Law, Van Swieten, comme ayant pratiqué l'acupuncture intestinale, *dans des cas de hernie sur l'intestin étranglé,*
fortement distendu par des gaz et mis à nu.

Ces faits indiquent la tendance continuelle et fort ancienne, le
besoin d'un instrument sûr, et satisfaisant toutes les conditions pour
venir aider le chirurgien dans la pratique difficile de la ponction
intestinale, quel qu'en soit le but. Cet instrument n'est-il pas entre
nos mains ?

Voyons encore ce que dit M. Labric en sa thèse. Nous assisterons
pour ainsi dire à la naissance de l'instrument actuel la canule-trocart, moins l'aspiration sous-cutanée.

Mérat, après avoir cité ces différents chirurgiens, dit « qu'il ne
voit pas en quoi l'épaisseur des parois abdominales, distendues et

amincies par le météorisme, puisse ajouter de la gravité à l'opération. » Ce n'est point l'épaisseur des parois abdominales, distendues et amincies, qui ajoute de la gravité à l'opération; mais c'est le passage possible des gaz intestinaux dans la cavité péritonéale. En effet, quand M. Jobert dit que les fibres musculaires intestinales se resserrent sur l'aiguille qui les traverse, il n'a évidemment en vue que la manière dont se comporte avec l'aiguille un intestin doué de sa contractilité; mais l'intestin, distendu outre mesure, a perdu cette contractilité, et les gaz peuvent s'échapper jusqu'à ce que celle-ci soit rétablie à la suite de l'évacuation même d'une partie de ces gaz. La piqûre de l'intestin ne correspondant pas nécessairement à celle des parois abdominales, lors de l'acupuncture, ces gaz pourront s'échapper dans le péritoine jusqu'à ce que l'intestin ait recouvré sa contractilité. Il s'agira donc alors de chercher un instrument qui permette un passage facile et direct de l'intestin au dehors; nous pensons que rien ne remplira mieux ce but que le trocart. C'est ce que Mérat avait pressenti, quand il dit : « On pourrait substituer à l'aiguillon un trocart fin, dont la canule retiendrait l'intestin et permettrait à l'air de continuer de sortir. »

La supériorité du trocart nous paraît être bien établie; il faut donc rejeter l'acupuncture.

Le trocart à employer devra être du plus petit calibre possible, pourvu toutefois que ce calibre soit assez considérable pour laisser échapper les gaz intestinaux; car on aura dès lors plus de chances pour que la piqûre de l'intestin n'entraîne point de déchirures des fibres musculaires, et par conséquent ne permette pas la sortie des matières intestinales, quand on retirera la canule. Ces conditions sont remplies par le trocart dit *explorateur*. Levrat, en 1823, fit faire, pour la ponction intestinale, une espèce de trocart qui semble complétement analogue à celui que nous venons de nommer.

RÉDUCTION DE LA HERNIE ÉTRANGLÉE PAR ASPIRATION.

Après tous ces tâtonnements pour arriver à l'innocuité de la ponction intestinale, nous voyons présenter à l'Académie de médecine, le 2 novembre 1869 : 1° le mémoire de M. Dieulafoy ; 2° un appareil et des aiguilles-trocarts construits par MM. Robert et Colin.

Nous ne décrirons pas l'appareil ; sommairement on peut dire que l'aspirateur a reçu deux formes : l'aspirateur à encoche et l'aspirateur à crémaillère.

Dans la question qui est notre titre : *Du traitement de la hernie étranglée par aspiration sous-cutanée*, voici ce qui a été fait à notre connaissance et publié dans la *Gazette hebdomadaire*. Les aiguilles employées par MM. Dolbeau et Duplouy, égalent la première en diamètre, 3/4 de millimètre, la seconde, 1 millimètre 1/4.

OBSERVATION Ire.

Ponction de l'intestin dans la hernie étranglée (Observation de M. Dolbeau, lue à l'Académie de Médecine, le 5 avril 1871).

Il y a dix jours, on apporta à l'hôpital Beaujon un malade que l'on disait atteint de hernie inguinale étranglée depuis quatre à cinq jours. Il existait, en effet, du côté droit une entérocèle dure, douloureuse, irréductible ; le ventre était ballonné. Le chloroforme ne me paraissait pas pouvoir être employé, parce que le malade avait une affection cardiaque arrivée à sa dernière période ; l'état général était très-grave ; pensant que le malade succomberait dans la journée, je ne voulus pas l'opérer. Outre l'affection cardiaque et la hernie étranglée, il y avait des ulcérations aux jambes et une fausse route sur le canal de l'urèthre, à la suite du cathétérisme pratiqué en ville.

Le lendemain matin, l'individu n'était pas mort, mais il était beaucoup plus malade. Je pensai alors à faire la ponction de l'intestin avec l'aspirateur de Dieulafoy. Je pris la plus fine des aiguilles, et je l'enfonçai dans le centre de la tumeur. Le gaz et un liquide à odeur stercorale montèrent dans le tube ; la tumeur s'était affaissée, mais elle était encore notable. Le taxis modéré permit de réduire l'intestin. Deux heures après, le malade allait à la garde-robe ; il mourut dans la journée, de sa maladie de cœur, sans présenter d'accidents d'étranglement ni autre dû à l'opération. Il avait 62 ans.

A l'autopsie, le cœur était énorme, rempli de caillots ; valvules ossifiées. La cavité du ventre ne présentait pas de traces de périto-nite ; ni rougeur, ni fausses membranes, ni liquide, seulement quel-ques anses d'intestin grêle agglutinées. Je retrouvai l'anse d'intestin grêle qui avait été étranglée. Sur la surface péritonéale existe une éraillure de la membrane séreuse, mais pas d'orifice au niveau de la ponction. On pratique sous l'eau l'insufflation lente, puis forcée, mais il ne sort pas une bulle d'air. L'aiguille avait éraillé la séreuse et écarté les autres tuniques de l'intestin. Je me propose d'employer a ponction avec aspiration sur la première hernie étranglée qui se présentera dans mon service. J'avais eu quelques doutes sur la réa-lité de la réduction, parce qu'il y avait deux sacs ; l'ancien était très-épais et pouvait faire croire que la réduction n'était pas com-plète. Eu résumé, l'opération n'a déterminé aucun accident.

Dans cette même séance du 5 avril, après lecture de l'observation de M. Dolbeau, M. Boinet dit avoir fait plusieurs fois la ponction de l'intestin dans les cas de tympanite et n'avoir jamais vu survenir d'accidents.

M. Labbé a ponctionné la vessie avec l'instrument de Dieulafoy ; à l'autopsie, on ne retrouva pas trace de la piqûre ni d'épanchement d'urine.

M. Giraldès fait remarquer *que les plaies intestinales par piqûres fines ne sont pas susceptibles d'épanchements dans la cavité péritonéale*, que Travers a démontré que la muqueuse faisant hernie à travers ces plaies les bouche ; et que lui, M. Giraldès, proposait autrefois, dans un mémoire déposé à la Société, dans les cas de hernies non compliquées d'accidents inflammatoires, de ponctionner le sac pour évacuer le liquide qui pouvait y être contenu, et de ponctionner l'anse intestinale pour évacuer les gaz; M. Giraldès ajoutait que beaucoup de chirurgiens avaient fait des ponctions pour accumulations de gaz dans l'intestin sans déterminer d'accidents.

OBSERVATION II.

Hernie étranglée chez un vieillard de 82 ans. — Aspiration pneumatique sous-cutanée. — Réduction facile. — Guérison. (Gazette hebdomadaire du 7 juillet 1871 CORRESPONDANCE.)

A Monsieur le Dr Dieulafoy.

Monsieur et très-honoré confrère, j'ai l'honneur de vous faire connaître dans tous ses détails une heureuse et nouvelle application pneumatique, méthode qui m'a déjà rendu des services signalés dans plusieurs cas d'hydarthrose, de ponction ovarique, de tympanite et de thoracentèse. Il s'agit d'une ponction intestinale avec aspiration des gaz et des liquides faite avec succès dans une hernie étranglée qui avait résisté à tous les efforts du taxis. Déjà, il vous en souvient, je vous avais entretenu sommairement, à la date du 3 août 1870, de ce fait important et encore unique, me réservant d'en faire l'objet d'une communication spéciale à la Société de chirurgie, aussitôt qu'il ne me resterait plus aucun doute sur les résultats bons ou mauvais de l'opération. Les préoccupations de la guerre et la brusque interruption de nos relations scientifiques avec Paris ne m'ont pas permis de le faire en temps utile.

Je suis heureux de lire dans la *Gazette hebdomadaire* (28 avril) une tentative analogue faite plus récemment par M. le professeur Dolbeau, chez un sujet atteint en même temps d'une hernie étranglée et d'une affection du cœur à un degré très-avancé. Si le malade opéré a *in extremis* succombé à la suite d'accidents tout à fait étrangers à l'opération, il a du moins été permis de constater, à l'autopsie, l'intégrité des tuniques intestinales. Mon observation confirme pleinement, au point de vue physiologique, l'innocuité de la ponction intestinale que mon savant confrère a pu démontrer anatomiquement. Le malade qui en fait l'objet n'a point offert le moindre accident consécutif, malgré son grand âge ; ce fait me semble de nature à encourager les chirurgiens dans cette voie et à étendre les applications de la chirurgie conservatrice. La ponction de l'intestin a été plus d'une fois proposée en vue de faciliter la réduction des hernies étranglées. Les résultats parfois heureux, mais presque toujours inoffensifs, de l'acupuncture dans le traitement de la tympanite, ramenaient presque invinciblement l'esprit des chirurgiens vers l'idée si simple de la désobstruction des liquides et des gaz dans certains étranglements. Mais les tentatives dirigées dans ce sens ont été si peu satisfaisantes, que M. Nélaton a pu les condamner formellement par un dilemme en apparence irrésistible : « De deux choses l'une, dit-il : ou l'ouverture sera très-petite, alors il ne sortira rien ; ou elle sera plus grande, on s'exposera alors, après la reduction, à un épanchement dans la cavité abdominale. » Avec notre ingénieux instrument, ce jugement n'est plus désormais sans appel ; il est possible par une ouverture microscopique d'aspirer les gaz et même les liquides contenus dans une anse intestinale, et cela sans le moindre danger pour le péritoine. J'avais été vivement frappé, en lisant votre Mémoire, des services que l'on pouvait attendre de l'aspiration ainsi faite dans le cas d'occlusion intestinale, et des horizons qu'elle permettait d'entrevoir dans certaines hernies étranglées, et je ne chercherais plus qu'une occasion de leur donner une consécration pratique :

Je fus appelé, le 3 août 1870, à Tonnay, auprès de M. G..., propriétaire, âgé de 82 ans, atteint depuis plus de vingt ans d'un catarrhe pulmonaire, et porteur depuis un mois seulement d'une hernie inguinale droite, survenue pendant les efforts de la toux. Sa constitution est robuste, ses idées sont lucides; ses fonctions s'accomplissent bien d'ordinaire, sauf une tendance marquée à la constipation. A deux reprises déjà, depuis la production de cette infirmité, M. le Dr Bouthct-Desjennetières a dû intervenir pour faire rentrer l'intestin dans le ventre, et conseillé un bandage qui n'a pas été porté régulièrement.

Le 30 juillet, la tumeur devient de nouveau irréductible, son volume s'accroît sensiblement; les selles se suppriment, et quelques coliques apparaissent. Appelé deux jours après le début de ces accidents, M. le Dr Gaudin tente le taxis simple, et, n'y pouvant réussir, renouvelle les tentatives dans le bain. Après avoir prescrit infructueusement un purgatif et un lavement fortement salin, M. le Dr Léon, agrégé d'anatomie à l'école de Rochefort, appelé en mon absence le lendemain matin, ne réussit pas mieux sous l'influence du chloroforme. Les symptômes s'étant aggravés pendant la nuit, je pars, le 3 août au matin, en compagnie de M. Léon, pour Tonnay-Charente, prêt à pratiquer au besoin l'opération avec le concours éclairé de nos deux honorables confrères.

Le malade éprouve des douleurs spontanées assez vives, partant de l'anneau inguinal et s'irradiant vers l'intérieur de l'abdomen; le ventre est légèrement ballonné, à peine douloureux à la palpation. La langue est un peu sèche; la soif vive, les boissons sont incessamment rejetées par le vomissement; mais les matières rejetées n'ont point l'apparence fécaloïde; la constipation est absolue.

Le pouls est à 86, un peu serré; il offre ces intermittences qu'explique facilement l'âge avancé du sujet; les forces sont considérablement abattues, le visage anxieux, altéré, légère réfrigération des extrémités.

La tumeur, grosse comme un œuf de poule, plonge au fond du scrotum; sans être très-dure, elle offre une rénitence très-marquée; elle est sonore à la percussion et donne à la pression une sensation très-manifeste de gargouillement qui indique la présence de gaz et de liquides. La peau qui la recouvre a conservé la couleur naturelle ; elle est flasque, peu chargée de graisse et glisse facilement à la surface de la tumeur : nous avons évidemment affaire à une entérocèle. M. le Dr Bouthet, qui a déjà eu l'occasion de la réduire, n'y a jamais constaté d'épiploon.

En vain essayons-nous à tour de rôle le taxis soutenu, en nous efforçant de refouler les gaz et les liquides dans l'intérieur du ventre par une compression méthodique dirigée du fond vers le col. La hernie, dont la tension est bien loin d'être considérable, se laisse refouler dans le trajet inguinal ; mais il est impossible de lui faire franchir l'anneau interne. En face de cette résistance inattendue, pénétré des dangers de l'opération chez un vieillard de cet âge, je conçois l'idée d'aspirer par une ponction inoffensive les produits liquides et gazeux. J'ai employé l'aspirateur de 45 grammes, modèle Charrière ; l'aiguille n° 2 étant introduite dans la partie la plus déclive et en même temps la plus saillante de la tumeur, nous pratiquons une première aspiration, qui n'amène que des gaz, mais qui détermine néanmoins une détente assez prononcée pour nous encourager à persévérer. Nous laissons l'aiguille en place, et, armant de nouveau l'aspirateur, nous parvenons à extraire une cuillerée à bouche de matières fécaloïdes liquéfiées, offrant une couleur jaune-brunâtre assez foncée et une odeur caractéristique. Une troisième application nous donne des matières analogues à peu près en égale quantité. La tumeur est assouplie au point de permettre de frotter les tuniques intestinales, l'une contre l'autre, et la réduction n'est plus qu'un jeu. Nous n'avons pas hésité à la faire : que pouvions-nous craindre en effet d'une simple piqûre faite sur l'intestin dans l'état de distension ? l'éraillement léger de ses fibres ne devait-il pas s'effacer tout naturellement par le retour des tuniques à l'état de flaccidité ? Il s'agissait, du reste, d'une lésion tout à fait cutanée, et il nous semblait que si Velpeau et bien d'autres avaient pu, sans trop de regrets, replacer dans le ventre, après débridement, des intestins atteints de petites perforations, nous pouvions bien nous bercer de l'espoir qu'il ne se ferait dans le péritoine aucun suintement compromettant.

Le succès a dépassé notre attente; nous nous sommes bornés à prescrire du bouillon et une potion légèrement opiacée, et le soir même de l'opération, sans le secours d'aucun purgatif, le malade a eu une selle abondante; les coliques se sont apaisées, et, à partir de ce moment, c'est-à-dire depuis dix mois, on n'a jamais observé le moindre accident du côté de la hernie. J'ai voulu revoir hier cet intéressant malade avant de transcrire son observation : je l'ai trouvé, sauf l'affaiblissement qu'il doit à son âge et à son catarrhe, dans un état très-satisfaisant.

Ne croyez pas, cher confrère, que ma reconnaissance pour votre précieux instrument m'entraîne jusqu'à en conseiller l'usage dans toutes les hernies étranglées. J'ai trouvé, depuis cette heureuse application, trois hernies crurales, fortement serrées, d'un volume très-restreint, semblant contenir peu de gaz et encore moins de liquides. Je me suis décidé d'emblée pour l'opération sanglante sans tenter l'aspiration.

Cette méthode, dont les indications ne peuvent être nettement posées que par l'expérience, me semble surtout applicable aux entérocèles assez volumineuses atteintes d'étranglement consécutif, soit à l'inflammation, soit à l'engouement (si tant est qu'il existe). Je me suis bien promis de ne plus opérer les cas de ce genre sans recourir au préalable à ce moyen inoffensif, et si, par hasard, je croyais reconnaître dans l'intestin la présence de matières trop solides pour être facilement aspirées, je n'hésiterais pas à les malaxer avec une certaine quantité d'eau injectée par l'aiguille de l'aspirateur.

Je termine cette lettre, déjà trop longue peut-être, en vous priant, cher et très-honoré confrère, de recevoir l'assurance de mes sentiments les plus sympathiques.

Dr DUPLOUY,
Professeur de clinique chirurgicale à l'École
de médecine navale de Rochefort.

OBSERVATION III.

Hernie étranglée (ponction avec l'aiguille n° 2. — Réduction. — Communication de
M. le professeur Duplouy (de Rochefort).

J'ai tenté, dans une hernie étranglée, une nouvelle application
de l'aspirateur, chez un jeune soldat d'infanterie de marine, apporté
dans mes salles, au moment même de la Clinique. Le malade fut
chloroformé et le taxis échoua entre plusieurs mains; je le tentai
moi-même sans succès. J'introduis alors dans la tumeur l'aiguille
n° 2 et j'aspire peut-être quelques gaz; je dis peut-être, parce j'ai
songé trop tard à m'assurer du fait en repoussant le piston sous
l'eau.

Je demande un peu d'eau pour en insinuer une faible quantité
dans la tumeur, lorsqu'un médecin assistant à l'opération profi-
tant des développements que je donne à l'auditoire et de l'ablation
de l'aiguille, que je voulais piquer sur un autre point, explore la
tumeur et y perçoit un léger gargouillement bientôt suivi de la
rentrée intestinale. Je n'avais point encore touché la hernie depuis
l'aspiration et je n'avais, par conséquent, pu juger moi-même de
la différence de la tension des tuniques intestinales avant et après
l'opération.

Devons-nous attribuer la réduction à une anesthésie plus complète qu'au début, ou à l'extraction d'une certaine quantité de gaz?

On ne saurait trop se garder d'illusions. Dans la période expé-
rimentale qui traverse l'aspirateur; quoi qu'il en soit, l'aspiration
faite, la hernie s'est réduite, et aucun accident consécutif ne s'est
montré, nouvelle preuve de l'innocuité de ce procédé opératoire.

OBSERVATION IV.

Ces jours derniers, M. le Dr Dugué, médecin au Mans, écrivait
à M. Collin (maison Charrière), que dans un cas de hernie étran-

glée l'aspirateur Dieulafoy avait donné des résultats remarquables.

Voici le fait : « Mon confrère et ami, M. le Dr Bourdy vint, il y a quelques jours, me prier de l'assister dans une opération de hernie étranglée, qu'il devait pratiquer chez une femme des environs du Mans.

La hernie était inguinale du côté gauche, elle était étranglée depuis *quatre jours*. C'était une entérocèle; l'intestin, fortement distendu et résistant, contenait gaz et liquide. Avant d'opérer, nous voulûmes essayer l'aspirateur. L'aiguile n° 1, plongée dans l'intestin, le corps de pompe se remplit très-vite à deux reprises différentes, de gaz et de liquide, et la tumeur s'affaissa très-rapidement, devint molle, flasque; nous crûmes alors que la réduction allait se produire facilement, malheureusement il n'en fut rien, la hernie était adhérente. M. Bourdy procéda immédiatement à l'opération. L'intestin, mis à nu, il nous fut impossible de trouver le point piqué, et pendant l'opération et au moment de la réduction pas une goutte de liquide ni une bulle de gaz ne s'est échappée de l'intestin; les adhérences détruites, l'intestin est rentré avec la plus grande facilité. Quelques heures après l'opération, sous l'influence d'un purgatif (30 gr. d'huile de ricin), les garde-robes se rétablissaient, et le lendemain matin nous trouvions notre malade dans l'état le plus satisfaisant, ni fièvre, ni douleur, ni coliques, le ventre distendu et souple.

Ce fait me semble démontrer de la façon la plus évidente l'innocuité de la ponction de l'intestin étranglé et l'absence de tout danger à la réduire après cette ponction.

Mon confrère Bourdy, à qui appartient la maladie et l'observation, m'autorise à vous transmettre ces faits bien incomplets et à vous dire que prochainement il vous adressera l'observation complète et détaillée de cette femme, qui a dû subir ces jours-ci une seconde opération pour une nouvelle hernie étranglée du côté droit. »

A l'hôpital de Lariboisière, salle Sainte-Geneviève, n° 14, MM. les Drs Desnos et Chalvet ont fait avec l'appareil de M. Dieulafoy, non pas une ponction dans le cas de hernie étranglée, mais une ponction de l'intestin dans un cas de tympanite hystérique, l'aiguille est allée dans l'intestin et du liquide fécaloïde a jailli dans l'aspirateur. M. Desnos n'a vu survenir quoi que ce soit qui puisse faire redouter la ponction intestinale dans les conditions susdites. La malade n'a point souffert et au bout de quelques heures ne s'apercevait plus de sa piqûre, c'est à M. Desnos que nous devons ces renseignements.

Pour nous, avec l'aiguille n° 2 de l'appareil Dieulafoy, nous avons pu traverser impunément et à plusieurs reprises l'intestin de lapins qui n'ont depuis jamais été gênés de ces ponctions.

A ces faits nous ajouterons, comme ayant trait à la question, et venant soutenir puissamment nos dires, exposés de faits et citations, un article qui se trouve dans la *Gazette des hôpitaux*, du jeudi 13 juillet 1871.

ACADÉMIE DE MÉDECINE.

Séance du 11 juillet. — Lecture de la ponction dans la pneumatose gastro-intestinale.

M. le professeur Fonssagrives, membre correspondant de la Faculté de Montpellier, commence par faire l'historique de la question. Sans s'arrêter à la pneumatose péritonéale, il établit que la ponction est habituellement employée en Bolivie contre la pneumatose gastrique, très-fréquente dans ces contrées, et qu'il est de tradition en France de rapporter à Récamier les premières observations de ponction dans la pneumatose. Les faits de Récamier n'ont été publiés nulle part *in extenso*, mais il paraît certain qu'une ou plusieurs fois la ponction a donné de bons résultats entre les mains du clinicien de l'Hôtel-Dieu.

Depuis lors, Velpeau et Nélaton ont l'un et l'autre employé la ponction contre la pneumatose gastro-intestinale. Mais cette pratique ne devint pas usuelle, et elle n'est d'un usage fréquent que dans la médecine vétérinaire.

Comme je m'occupais de cette question, continue M. Fonssagrives, j'appris qu'un médecin de Toulouse, atteint de néphrite suppurée, avait été trois jours de suite ponctionné pour une pneumatose gastro-intestinale asphyxique ; ces trois ponctions avaient sauvé le malade, sans lui laisser d'autre souvenir que celui du soulagement immédiat et considérable qu'il avait chaque fois éprouvé.

Bien entendu, quand je dis que le malade avait été sauvé, je parle de l'asphyxie, et non de la néphrite suppurée, affection fatale.

Quelque temps après, dans la même ville, un autre malade avait été pris également de pneumatose asphyxique, et avait été sauvé de même, bien que les ponctions eussent été faites, vu l'urgence, avec un trocart à hydrocèle, beaucoup trop gros par conséquent. On dut le ponctionner trois fois pour arriver à la guérison.

Je connaissais ces faits, lorsqu'il y a un mois environ je fus appelé auprès d'une personne qui, depuis longtemps, avait l'habitude de remédier, à l'aide de pilules de Dehaut, à une constipation très-opiniâtre. D'ordinaire ce remède empirique lui réussissait parfaitement ; mais ce jour-là, après avoir pris plusieurs pilules de Dehaut, le malade se sentit ballonné, et bientôt la pneumatose gastro-intestinale devint telle, que la mort paraissait imminente. Déjà le pouls était faible, petit, rapide, la face grippée. L'introduction d'une sonde dans le rectum fut sans résultat.

J'appelai en consultation un de mes confrères, le Dr Courty, et nous décidâmes ensemble de faire une ponction sur un point de la région hypogastrique, que la distention du côlon rendait saillant. La canule, très-fine, laissa échapper un mélange de gaz et de matières liquides, le ventre se détendit, et bientôt après il se produisit une véritable débâcle. Aucun accident d'aucun genre n'avait suivi l'opération.

Mes recherches bibliographiques m'ont fait trouver 88 cas de ponctions sur 16 individus. Un seul, dont M. Jules Stein a rapporté l'observation, en a subi 50 à lui seul sans inconvénients. De tels faits doivent encourager, surtout quand on sait qu'il n'est pas très-rare de perdre les malades par suite de pneumatose gastro-intestinale. Pour ma part, je me rappelle avoir vu mourir, il y a douze ans environ, une dame que j'eusse probablement sauvée si je lui eusse fait la ponction. Bien entendu, il ne faut recourir à ce moyen qu'en cas de nécessité; mais, je le répète, les cas de nécessité ne sont pas très-rares.

Peut-être la ponction serait-elle aussi utile dans les hernies étranglées avant ou après l'opération, pour faciliter le taxis en dégonflant l'intestin, ou pour permettre la rentrée facile de l'intestin mis à nu.

Je faisais ces réflexions, et déjà j'avais appris qu'un professeur de Londres employait généralement cette pratique, lorsque je viens de lire dans la *Gazette hebdomadaire* l'observation, due au Dr Duplouy.

Il y a donc lieu d'étudier encore cette question et de faire dans ce sens des expériences nouvelles. Je crois, pour ma part, que cette ponction serait également utile dans la pneumotose limitée à une anse de l'intestin.

Dans cette même séance, M. le professeur Depaul dit que si la discussion sur les faits susdits se continuait, il y aurait aussi à parler d'un fait très-intéressant sur la ponction.

Voilà l'exposé des faits et idées actuelles formant le corps de la thèse, et la lecture faite par M. Fonssagrives, les aperçus qu'il entrevoit, les 88 cas de ponctions dont il parle nous ont puissamment encouragé.

Mais voyons encore les auteurs :

Au quatrième volume de son *Traité de Path.*, page 191, Vidal dit : « On a cherché à obtenir la réduction de la hernie en diminuant le volume des viscères qui la forment. Dans ce but, on a donné issue aux gaz contenus dans l'anse intestinale déplacée par de petites piqûres pratiquées avec une aiguille ou un petit trocart. Ce moyen ne pouvait produire quelque effet que dans la hernie intestinale distendue par des gaz. » « Si les piqûres sont pratiquées avec une aiguille déliée, dit encore Vidal, elles se fermeront dès que l'instrument sera retiré, et les gaz ne sortiront pas. Si on les pratique avec un trocart ou un poinçon assez gros pour qu'elles restent béantes après que l'instrument est retiré, elles pourront laisser suinter les liquides stercoraux, soit avant, soit après la réduction, et l'on prévoit les effets fâcheux qui pourront en résulter. »

Cette double objection de Vidal, tout à fait semblable au dilemme de M. Nélaton, et que M. Duplouy combat victorieusement dans son observation, cette objection, dis-je, tombe devant la connaissance qu'on peut prendre des instruments divers en usage pour l'aspiration pneumatique sous-cutanée.

Le trocart est petit, et cependant gaz, liquides, matières semi-fluides sont aspirés et viennent, comme à travers une filière, se rendre dans la cavité où le vide les appelle de toute la puissance de la pression atmosphérique.

On a donc rempli ainsi la double indication devant laquelle semblait être arrêté l'opérateur par l'argument de Vidal. Bien plus, on retire des matières demi-solides, et M. Duplouy avance que, s'il croyait reconnaître dans l'intestin la présence de matières trop solides pour être facilement aspirées, il n'hésiterait pas à les malaxer avec une certaine quantité d'eau injectée par l'aiguille de l'aspirateur.

Accidentsdes hernies (Vidal).

Une entérite, une colite, un état pathologique qui développe dans l'appareil digestif beaucoup de gaz, peuvent déterminer la sortie et l'irréductibilité de la hernie. Quelquefois, dans ce cas, plusieurs anses intestinales sont successivement poussées dans le sac, et il peut arriver que la gêne à laquelle l'intestin se trouve soumis, la compression qu'il y subit, aggravent la position du malade et donnent lieu à des symptômes qui peuvent simuler l'étranglement. Il se fait même quelquefois ainsi un véritable étranglement dont les symptômes se combinent avec ceux de l'affection primitive, et finissent par dominer ces derniers. Cet état complexe se distinguera de l'étranglement simple en ce que l'entérite, simple d'abord, a préexisté à l'irréductibilité de la hernie, en ce que les accidents relatifs à l'interruption du cours des matières dans l'appareil digestif sont survenus secondairement et peu à peu. Dans ce cas aussi, le ventre est beaucoup plus tendu que dans l'étranglement véritable. Quand on aura bien diagnostiqué cet état pathologique, on s'abstiendra d'une opération qui ne saurait avoir de bons résultats. Si l'on opère alors, on aura beaucoup de peine à réduire l'intestin, à cause du ballonnement excessif, et il sera plus difficile encore de l'empêcher de ressortir. Pott a rencontré des cas de ce genre dans lesquels la réduction a été impossible : on conçoit combien ils sont fâcheux pour le malade et pour le médecin.

Cet accident de la hernie, pour lequel je cite Vidal, n'est-il pas paré complétement par la méthode de l'aspiration, qu'elle soit sous-cutanée, qu'elle soit faite directement sur l'intestin après la kélotomie? Car la méthode peut s'appliquer également dans l'un et l'autre cas, c'est un des points qui se présenteront tout à l'heure dans l'opportunité de la réduction à une époque avancée; après un temps fort long depuis le début de l'étranglement, il faut toujours opérer, c'est le conseil formel de tous les maîtres, mais alors si l'intestin se présentait dans un état satisfaisant, pourquoi n'en point faciliter la réduction en le ponctionnant? Pourquoi la ponction directement sur l'intestin ne serait-elle point appelée à remplacer dans certains cas le débridement?

Si nous supposons ce traitement admis dans une hernie étranglée ; voyons le manuel opératoire de l'*aspiration sous-cutanée* avec l'appareil en usage.

Il est bien entendu toutefois que le taxis aura été pratiqué avec tout le soin et l'assiduité que recommande M. le professeur Gosselin dans son traité ; c'est dans cet ouvrage qu'il faudra aller prendre toutes les règles et voir toute l'importance attachée par l'auteur à un taxis fait comme il le comprend.

MANUEL OPÉRATOIRE.

Le taxis ayant été fait d'après les règles que nous venons d'indiquer, et la hernie n'ayant pu être réduite, il faut sans tarder appliquer l'aspiration. C'est ici que nous devons insister sur le *vide préalable*, tel que nous l'a fait connaître M. Dieulafoy : « L'aspirateur étant fermé, c'est-à-dire les deux robinets, étant placés à angle droit, on attire le piston jusqu'au haut de sa course où il s'arrête, et le vide est fait dans l'instrument. Alors, au moyen d'un tube de caoutchouc, on met l'aspirateur en communication avec l'aiguille creuse n° 2. Cette aiguille est introduite dans la tumeur, non pas perpendiculairement, mais d'une façon un peu oblique, et on lui fait parcourir la distance d'un centimètre environ dans les tissus, afin que ses petites ouvertures soient assez profondément cachées pour n'être plus en rapport avec l'air extérieur. On ouvre alors le robinet correspondant de l'aspirateur, le vide se fait par conséquent dans le tube et dans l'aiguille, celle-ci est poussée peu à peu plus avant, c'est le *vide à la main* qu'on traverse les tissus jusqu'à la rencontre des gaz et du liquide. Grâce à cette manœuvre, et ayant à son service le vide préalable, on est certain de ne pa outrepasser le point où se trouvent les liquides ou le gaz à aspirer. »

Toutefois si l'on est certain de ne pas outrepasser ce point, il faut bien faire attention à y arriver; je m'explique : nous avons vu opérer des hernies étranglées, et il arrive parfois qu'à l'ouverture du sac un jet de liquide est projeté; a-t-on donc ouvert l'intestin? pas le moins du monde, ce liquide venant du sac, est jaunâtre, et très-ressemblant au liquide de la pleurésie; si donc on voit arriver ce liquide dans l'aspirateur, il n'en faut pas moins pousser lentement l'aiguille à une profondeur plus grande, jusqu'à l'anse intestinale contenant des gaz qui viendront bouillonner à travers le liquide du sac déjà introduit dans l'aspirateur; puis il se présentera encore avec ces gaz des liquides fécaloïdes; alors on sera sûr d'être arrivé dans l'intestin. Mais est-ce à dire que cette ponction doit être faite dans toutes les hernies étranglées? loin de moi cette manière de voir; non certes, cette méthode dont les indications ne peuvent être nettement posées que par l'expérience, semble surtout applicable aux entérocèles assez volumineuses, atteintes d'étranglement, consécutif soit à l'inflammation, soit à l'engouement. Dans les hernies irréductibles non étranglées, la ponction aspiratrice pourrait certainement être utilisée avec moins d'inconvénient que les traitements jusqu'ici employés, et dont parle longuement Vidal dans son chapitre de l'irréductibilité.

La grande objection, c'est le choix du moment où l'on peut encore faire la ponction, tout en ne s'exposant pas à réduire l'intestin déjà gangrené.

Si l'on étudie le traité du professeur Gosselin, sur les hernies abdominales, on peut arriver à ceci :

1° C'est que le taxis pratiqué quand la hernie n'est étranglée que depuis 24 heures au plus, s'il est inutile, peut très-bien faire place à l'aspiration ;

2° Hernie étranglée depuis 48 heures, tentatives de taxis moins fort et moins prolongé, puis aspiration.

Enfin, lorsque l'anse intestinale peut déjà être gangrenée, il y aurait lieu de craindre une large perforation, même après la réduction, et dans ce cas, la ponction, qui ne donnerait qu'un succès momentané, doit céder le pas sans doute à l'incision du sac et à la création d'un anus contre nature s'il y avait lieu; toutefois, si l'anse intestinale se trouvait saine, au lieu de débrider, je pense que l'on pourrait faciliter la réduction par la ponction dont je parle.

Lorsque l'on est appelé dans le cours du quatrième jour, la détermination du chirurgien dépend encore de la comparaison qu'il peut faire du volume de la hernie avec l'intensité des phénomènes fonctionnels. Pour celles de petit et de moyen volume, il n'y a pas à hésiter, surtout lorsque le taxis a déjà été fait à plusieurs reprises par d'autres chirurgiens ou par le malade lui-même. Les lésions séreuses qui peuvent s'être produites contre-indiquent le taxis; l'opération immédiate est nécessaire. Si au contraire la hernie était très-volumineuse, sans rougeur, sans empâtement sous-cutané; si elle était de celles qui habituellement ne sont pas contenues, qui sortent fréquemment et poussent par des ouvertures larges, il serait encore permis d'essayer le taxis avec chloroforme, et ce traitement serait d'autant moins blâmable que l'opération en pareil cas est le plus souvent suivie d'insuccès.

Si l'on était appelé le cinquième jour, ou plus tard, le débridement immédiat serait toujours indiqué (Gosselin, *Hernies en général*).

Cette opinion magistrale de M. Gosselin nous guidera donc *partout où le taxis pourrait encore être employé*, et son livre en donnera les indices: *on pourra encore faire la ponction aspiratrice* dans les cas où toutefois le caractère de la hernie indiquerait l'utilité de cette opération. C'est donc au tact du médecin ou du chirurgien, à son instruction pratique de lui fournir les indices d'une bonne appréciation.

CONCLUSIONS.

D'après les faits consignés dans cette thèse et d'après les observations que nous avons recueillies, nous croyons pouvoir poser en principe :

1° Les piqûres et les ponctions intestinales faites avec de fines aiguilles sont toujours d'une parfaite innocuité, qu'il s'agisse de tympanite, d'occlusion intestinale ou de hernie étranglée.

2° C'est au chirurgien de décider le cas applicable à l'aspiration sous-cutanée, et le moment où il doit la mettre en pratique.

3° Nous conseillons l'emploi de l'*aiguille n° 2*, aidée du *vide préalable*.

www.ingramcontent.com/pod-product-compliance
Ingram Content Group UK Ltd.
Pitfield, Milton Keynes, MK11 3LW, UK
UKHW021621130726
13696UKWH00005B/2000